小学生
中医药传统文化
教育系列

经络探秘

何哲慧◎主编

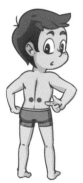

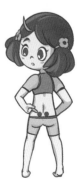

《黄帝内经》曰：人始生，先成精，精成而脑髓生，骨为干，脉为营，筋为刚，肉为墙，皮肤坚而毛发长，谷入于胃，脉道以通，血气乃行。雷公曰：愿卒闻经脉之始生。黄帝曰：经脉者，所以能决死生、处百病、调虚实，不可不通。

上海科学技术出版社

上海教育出版社

图书在版编目（CIP）数据

经络探秘 / 何哲慧主编. -- 上海 ： 上海科学技术
出版社 ： 上海教育出版社，2021.4
（小学生中医药传统文化教育系列）
ISBN 978-7-5478-5292-7

Ⅰ. ①经… Ⅱ. ①何… Ⅲ. ①经络—少儿读物 Ⅳ.
①R224.1-49

中国版本图书馆CIP数据核字(2021)第056417号

──

经络探秘

何哲慧　主编

上海世纪出版（集团）有限公司

上 海 科 学 技 术 出 版 社
上 海 教 育 出 版 社 　　出版、发行

（上海钦州南路 71 号 邮政编码 200235 www.sstp.cn）

上海中华商务联合印刷有限公司印刷
开本 787×1092 1/16 印张 3
字数：50 千字
2021 年 4 月第 1 版 2021 年 4 月第 1 次印刷
ISBN 978-7-5478-5292-7/R·2282
定价：28.00 元

──

本书如有缺页、错装或坏损等严重质量问题，
请向承印厂联系调换

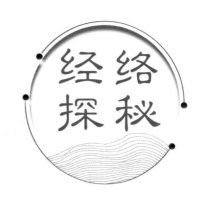

"小学生中医药传统文化教育系列"编委会

主　编　　陈凯先

副主编（以姓氏笔画为序）

　　　　　李　赣　肖　臻　温泽远　缪宏才

编　委（以姓氏笔画为序）

　　　　　王　平　王丽丽　尤　睿　吴志坤　何哲慧

　　　　　沈　珺　姜　嵘　娄华英　夏时勇　徐　晶

　　　　　郭　峰　梁尚华　舒　静　蔡忠铭　潘宗娟

《经络探秘》编写组

主　编　　何哲慧

副主编　　俞　易

编写人员　翁思维　项宋妮　高嘉琪　朱真娴　邵依依

　　　　　张春建　陈述芳　顾晓磊　闻迎春　顾金花

　　　　　潘　姣

推荐语

　　一株小草改变世界，一枚银针联通中西，一缕药香跨越古今……中医药学是我国原创的医学科学。它朴实无华，起源于我们祖先的生活实践，千百年来从我国传统文化丰腴的母体中源源不断地汲取着养料，慢慢积淀了深厚的内涵和功力，佑护着中华民族的繁衍昌盛和健康。

　　宝贵的中医药文化需要传承、创新和发展。近年来，中医药文化进校园已成为弘扬和传承中华优秀传统文化、普及中医药文化知识、提升青少年的文化自信与健康素养的重要措施。上海的一些中小学和校外教育机构，通过校本课程和创新实验室等形式，组织了丰富多样的科普活动，帮助学生在了解传统中医药学的知识、感受中医药文化无穷魅力的同时，促进其与现代健康理念、运动健身、合理膳食和心理健康的全面融合，养成文明健康的生活习惯。

　　这套"小学生中医药传统文化教育系列"，反映了各具特色的上海中医药教育成果，图文有趣生动，适合小学生口味，值得推广。

倪闽景

2020 年金秋

（倪闽景为上海市教育委员会副主任）

致小读者

亲爱的同学：

提起中医药，你会想到什么？是年逾古稀的老中医，还是苦涩难咽的汤药丸药？其实，这样的联想失之偏颇。中医药是一种文化，它早已融入我们民族的血脉之中，渗透于日常生活的方方面面。无论是运动起居，抑或是衣食住行，我们都在不知不觉中分享着博大精深的中医药文化的智慧之果。

中医药学是我国原创的医学科学，是我们祖先在长期的生活和生产实践中发掘并不断丰富的宝藏。习近平总书记指出："中医药学包含着中华民族几千年的健康养生理念及其实践经验，是中华文明的一个瑰宝，凝聚着中国人民和中华民族的博大智慧。"一部人类文明发展史，记载了各种医学、药学的诞生与消亡，唯独中华民族创造的中医药学，拥有完整的理论基础与临床体系，历经数千年风雨而不倒，根深叶茂，为中华民族的繁衍昌盛做出了巨大贡献，对世界文明的进步产生了重大影响。当今时代，随着科学技术的迅猛发展，越来越多的医学专家意识到，中医药学的基本理念和方法与未来医学发展方向高度一致，是最有希望成为以我国为主导取得原始创新突破、对世界科技和医学发展产生重大影响的学科领域。中医药学的理论价值和神奇疗效，正不断为国际社会所重视，在许多国家和地区掀起了"中医热"。

在这样的宏观背景下，2019年10月，党中央和国务院再次明确提出：切实把中医药这一祖先留给我们的宝贵财富继承好、发展好、利用好。传承创新发展中医药是新时代中国特色社会主义事业的重要内容，是中华民族伟大复兴的大事。实施中医药文化传播行动，把中医药文化贯穿国民教育始终，使中医药成为群众促进健康的文化自觉。

这套"小学生中医药传统文化教育系列"，就是为小学生了解中医药传统文化，汲取生活中的中医药常识，学会用中医药学的理念关爱自己、关心家人，而专门组织中医药专家和学校老师共同编撰的。每一册的主题都是在一些学校多年开设相关课程的基础上精选而成，聚焦于小学生的视域，伴随着时代的脉动。这套系列将中医学关于人与自然和谐相处的辩证思想、中国历史上的名医名方、中医药对生活和人的身心影响、简单方便易于上手的中医保健和治疗方法等，融入有趣的故事和活动中，让我们的小读者通过阅读和体验，不仅得到科学精神的熏陶，学到中医学思想与方法，更能唤起并不断加深对祖国、对生活、对生命的热爱。

亲爱的朋友，建议你在阅读过程中随时记下自己的点滴收获和体会，并与同伴分享和交流。如果有什么新的发现和好的建议，别忘记及时告诉编写团队的大朋友，让我们为传承和弘扬中医药优秀传统文化而共同努力吧！

你的大朋友 陳凱先

2020 年初夏

（陈凯先为中国科学院院士，上海市科学技术协会原主席，上海中医药大学原校长）

目　录

扫码，更多精彩与你分享

1. 人体的"网络系统"

人体经络是我们祖先在长期生活实践中不断观察、总结出来的人体通联网络系统。简单地说，有点像地球仪上的经纬网，既有经线，也有纬线，纵横交错，遍布于我们的全身。经络是经脉和络脉的总称，是指人体运行气血、联络脏腑、沟通内外、贯穿上下的通路。人体的脏器、骨骼、肌肉和皮肤等就是依靠经络的联络沟通而成为一个有机的整体。经络学说是中医学理论的重要组成部分，贯穿于中医学的生理、病理、诊治等方面。

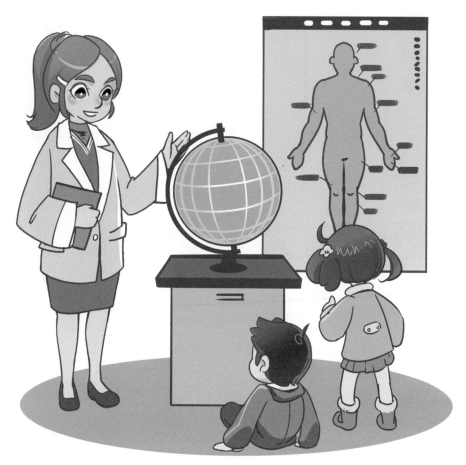

"原来人体经络就像地球上的经纬网啊！"

经络大家族

人体的经络系统主要由经脉、络脉以及连属于体表的十二经筋和十二皮部等组成。

经脉主要包括十二经脉、奇经八脉和十二经别。十二经脉是人体经络系统的主体，主要分布于人体的头面、躯干和四肢，纵贯全身。

十二经脉分属于十二脏腑（即五脏六腑再加上心脏的外膜——心包）。奇经八脉因"别道奇行"而得名，纵横交错地分布于十二经脉之间，对十二经脉气血有着蓄积和渗灌的作用。十二经别是指由十二经脉别行的支脉，加强了经脉与肢体、脏腑的联系。

络脉主要指十二经脉和任、督二脉各自别出之络与脾之大络，总计15条，故称为十五络脉。从络脉分出的浮行于浅表部分的络脉称为浮络，络脉细小的分支称为孙络。孙络分布极广，遍布全身。络脉无处不到，发挥着"濡筋骨，利关节""渗灌诸节"的作用。

十二经筋是附属于十二经脉的筋肉系统，具有约束骨骼、屈伸关节、维持人体正常运动的功能。十二皮部是指十二经脉功能活动反映于体表的部位，是络脉之气血的散布所在。

```
经络系统 ┬ 经 脉 ┬ 十二经脉
        │       ├ 奇经八脉
        │       └ 十二经别
        │
        ├ 络 脉 ┬ 十五络脉 ┬ 十四经脉之络
        │       │          └ 脾之大络
        │       ├ 浮 脉
        │       └ 孙 脉
        │
        └ 连属部分 ┬ 十二经筋
                  └ 十二皮部
```

《黄帝内经》记载："经脉为里，支而横者为络，络之别者为孙。"意思是说，经脉是经络系统中的主要通路，存在于人体内部；络脉是经脉所分出的支脉，纵横交错，遍布全身；由络脉再分支别出的细支名为孙络。

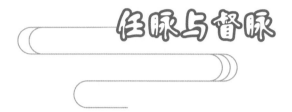

任脉与督脉

在武侠小说里，练武功常常需要打通任、督二脉，你知道任、督二脉分布在人体的什么部位吗？

任、督二脉在古代导引、养生方面相当重要，认为任、督二脉若通，则百脉通畅，进而能改善体质，强筋健骨，促进循环。同时，因武侠小说里夸张的描述，如任、督二脉一旦打通，武功立马突飞猛进，故也成为一般人最为熟知的经脉名称。

你能在图上指出任、督二脉在人体上的分布吗？

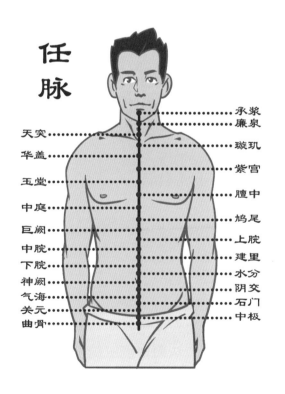

任脉

承浆
廉泉
天突
华盖
玉堂
璇玑
紫宫
膻中
中庭
鸠尾
巨阙
上脘
中脘
建里
下脘
水分
神阙
阴交
气海
石门
关元
中极
曲骨

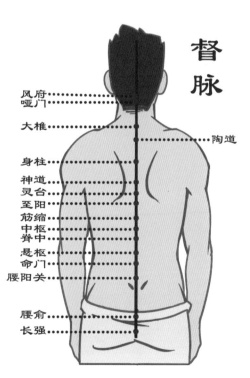

督脉

风府
哑门
大椎
陶道
身柱
神道
灵台
至阳
筋缩
中枢
脊中
悬枢
命门
腰阳关
腰俞
长强

妙手回春的故事

在唐代传奇小说《集异记》中，记载了一个与人体经络有关的故事。

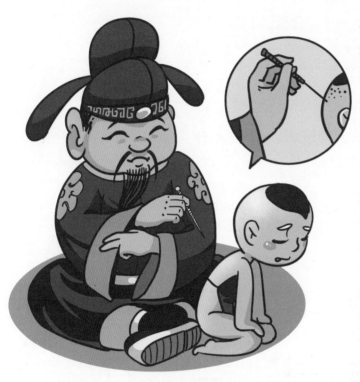

据说，唐代宰相狄仁杰不仅断案如神，而且精通医术。有一次，他路过华州（今陕西省华县），看见街道旁立着一块醒目的大牌子，上面写着"能疗此儿，酬绢千匹"，牌下躺着一个富家少年，鼻端生了一个拳头大的瘤，触之酸痛刺骨，两眼为瘤所累，目睛泛白，痛苦不已。狄仁杰顿生怜悯之心，走上前去说道："这病我能治。"只见他叫人把患儿扶起，从脑后给他扎针寸许，边行气，边问患儿针刺的酸、麻、胀、重感到了患处没有，患儿点头后，狄仁杰立刻拔针，疼痛立解，双目如初，由此救回患儿的性命。狄仁杰谢绝了患儿一家的酬谢，分文未取，飞马而去。

从此，华州百姓流传着狄仁杰妙手回春、治病救人的故事。

经络概念的产生来源于古代医家对人体气血运行现象的认识和长期的医疗实践。中医学认为，运行在经络中的经气，为人体维持生命活动提供了最基本的能量。经气推动并调节人体气血的运行，从而协调脏腑功能，抗御外邪，保障身体的健康。

用针灸行医救人，必须根据人体经络，找到正确的穴位。起初，医者主要依靠临床经验总结以及书籍和图本的记载，没有直观形象作为参考。宋代天圣四年（1026年）宫廷医官、著名医学家王惟一著成《铜人腧穴针灸图经》，并设计铸制针灸铜人，成为世界上最早的国家级经络穴位标准化模型，这是针灸史上的创举。

针灸铜人的作用

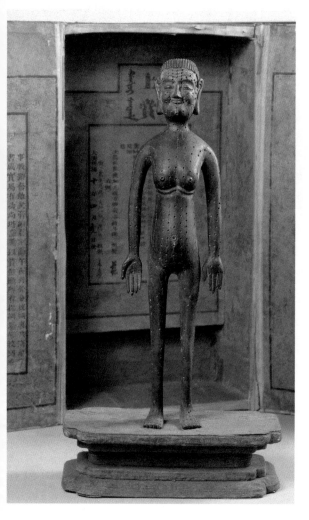

我国古代制作最著名的针灸铜人是宋天圣铜人，它是我国历史上最早的针灸铜人，可以说是众多针灸铜人的鼻祖。资料记载，其高度与正常成年人相近，胸背前后两面可以开合，体内雕有脏腑器官，铜人表面铸刻穴位，旁注穴名。有意思的是，这种铜人除了供人辨认穴位以外，还被用来考察学生的针灸水平。据说，考试之前老师会先在铜人表面涂以黄蜡，体内注水（一说汞）。如果学生能准确地刺入孔穴，则针入水射出；如果取穴位置不对，针就不能刺入。

宋代以后，我国又陆续制造了许多针灸铜人如明正统铜人、明嘉靖铜人、清乾隆铜人、清光绪铜人等。现在上海中医药大学中医药博物馆藏有一具女性铜人（清乾隆铜人），高46厘米、实心，表面有经络腧穴，供参观者观赏。

2017年1月，国家主席习近平向世界卫生组织赠送了针灸铜人模型。

四时经络保健操

春天来了，万物复苏，此时人体阳气初生。因此，春季需要养阳养肝。

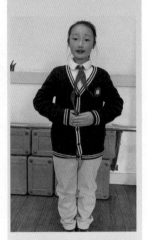

春季经络保健操要领：双腿并拢，双手张指拍打手心，同时脚后跟上下提踮。可活动四肢和醒脑，促进健康。

夏天来了，天地万物旺盛，此时人体的新陈代谢较快。因此，夏季需要养心养肺。

夏季经络保健操要领：双腿并拢，双手五指并拢交叉重叠揉搓肚脐四周，同时脚后跟上下提踮。可调整人体气血，宁心安神，宽胸理气。

秋天来了，秋高气爽，特别干燥，万物逐渐萧条，此时人体容易出现倦怠、乏力的现象。因此，秋季需要养阴养肺。

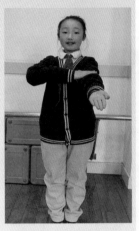

秋季经络保健操要领：双腿并拢，左手臂在身体前方平伸手心向上，右手拍打左手臂尺泽穴（肘横纹外侧凹陷中），同时脚后跟上下提踮，然后换右手重复上述动作。可调理肺气，止咳平喘。

冬天来了，气候寒冷，草木枯零，动物隐匿，一切生命活动都不活跃。因此，冬季需要养阴固阳、养肾。

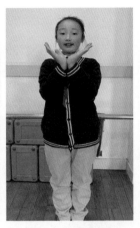

冬季经络保健操要领：双腿并拢，双手在身体正前方张指，手腕相碰大陵穴（腕掌侧远端横纹中），同时脚后跟上下提踮。可宽胸理气，和胃降逆，宁心安神。

愉悦使人精神放松，快乐可以缓解疲劳。中医学主张，"以恬愉为务，以自得为功"。意思是要保持内心的平静和愉快，不因为外物影响心情。如此，形体不易衰老，精神不易耗散。

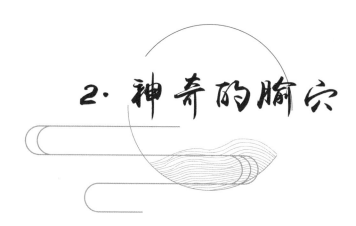

2. 神奇的腧穴

穴位又称腧穴，主要分布于人体经脉上。中医学认为，腧穴是人体脏腑、经络气血输注于体表的特殊部位，既是疾病的反应点，也是针灸治疗的刺激点。在《黄帝内经》中，腧穴被称为"节""会""气穴"等，是"神气之所游行出入也，非皮肉筋骨者也"。

那么，腧穴是怎么被发现的呢？

远古时期，人们在劳动生活中，身体表面经常会受到意外的损伤。受伤后，就用手在疼痛肿胀的部位抚摸按压，用来减轻和消除伤痛。后来有了火，人们发现用烧热的石头、砂土或烤热的植物茎叶进行局部热熨，可以减轻或消除外伤的肿痛、风寒引起的关节痛和腹痛等。久而久之，我们的祖先便逐渐意识到人体某些特殊部位具有治疗疾病的作用，这就是腧穴发现的最初过程。

穴位到底分布在哪些地方呢？

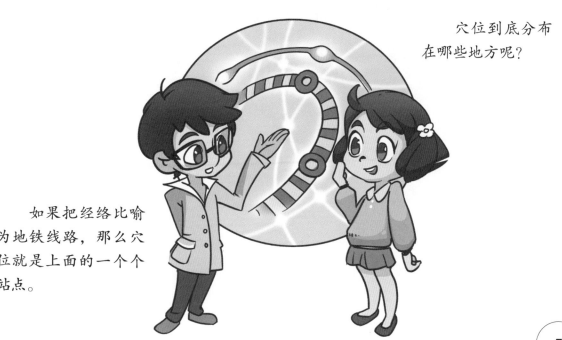

如果把经络比喻为地铁线路，那么穴位就是上面的一个个站点。

人体的腧穴是中医学特有的发现。经过历代医家的实践和研究，大体可分为经穴、经外奇穴和阿是穴。

经穴指十二经脉和任脉、督脉循行路线上的腧穴，是全身穴位的主要部分，共计362个。经外奇穴指未纳入十四经脉范围但定位明确、有特定疗效的穴位，共计46个。阿是穴则指病痛局部或与病痛有关的压痛（敏感）点。

孙思邈与阿是穴

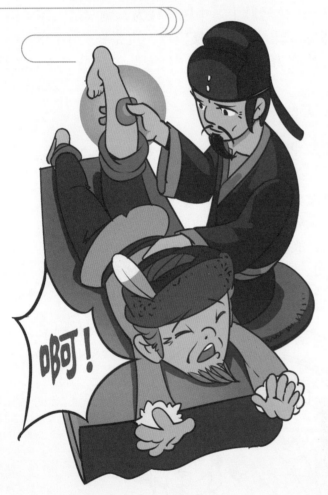

有位老猎人得了腿痛病，发作时难以忍受。多方求医无效后，便找"药王"孙思邈求医。孙思邈给他服药、针灸，但治了将近半个月，都不见好转。孙思邈想，是不是可以另寻新穴呢？他在自己身上试了几次后，就请老猎人躺在炕上，手指在腿上一分一寸地掐试穴位。当他掐到某个点时，老猎人突然大喊："啊，是！"孙思邈便在这个点进行治疗。因为疗效显著，孙思邈就记下这个新穴位，并根据老猎人的喊声，将这种以痛为腧的穴位称为"阿是穴"。

阿是穴既无具体名称，也无固定部位，而是以痛处为穴。医生可以根据按压病人某些部位有酸、麻、胀、痛、重等感觉和皮肤的变化情况等予以临时认定，找到治病的最佳刺激点。

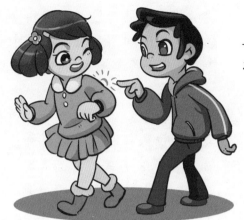

葵花点穴手，你怎么还不昏过去呀？

别闹，你以为自己是大侠呀？

在我们看过的武侠小说里，经常会出现这样的情节：某人被武功高强的大侠点中睡穴，立马昏睡过去；或者被点中笑穴，笑得无法克制，停不下来。这种穴位真的存在吗？

有个经外奇穴叫安眠穴，位于耳垂后的凹陷与枕骨下凹陷的连线中点处，具有镇静助眠的作用，是改善失眠症状的特效穴位。这也许就是武侠小说里"睡穴"的雏形吧？

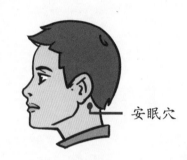

安眠穴

位于人体脚背上的太冲穴，则与武林小说里的"笑穴"有点渊源。其位于足背，第一、第二跖骨间，跖骨底结合部前方凹陷中，具有疏经活络、平肝息风等作用。

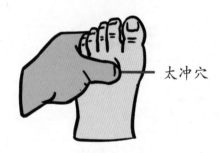

太冲穴

人们常用"病入膏肓"来说明病已危重到了无法救治的地步，比喻事情到了无可挽回的境地。然而，人体背部就有一个穴位叫"膏肓"，具有滋阴润肺、疏经活络、补虚益损的作用。

请你根据右边的穴位图，找找小伙伴身上的膏肓穴（在背部第四胸椎棘突下，左右各旁开3寸处），用手轻轻按压，请他说说有什么感觉。

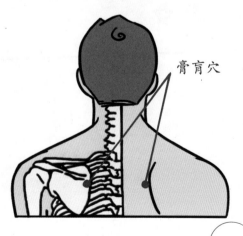

膏肓穴

腧穴犹如满天繁星一般散落在人体各处，就像每颗星星都有自己的运行轨道一样，大部分的腧穴都有各自的经络归属。星星中有牛郎星和织女星隔着银河遥相守望的美丽传说，那么，各个腧穴名称背后是否也有故事呢？

古人对腧穴的命名，取义很广，可以说是上察天象，下观地理，中通人事，远取诸物，近取诸身。有的是根据日月星辰来命名的，如上星、日月等；有的是根据地理方位来命名的，如大陵、后溪等；有的以街、市形象地比喻交会部位的腧穴，如气街、风市等；有的是借用建筑名称来命名的，如天窗、库房等；还有的依据作用和功能来命名，如听会、神堂等。了解腧穴名称的来历，有助于我们理解这些穴位的内涵。

让我们来试着连连线，找找下列的腧穴是根据什么来命名的？

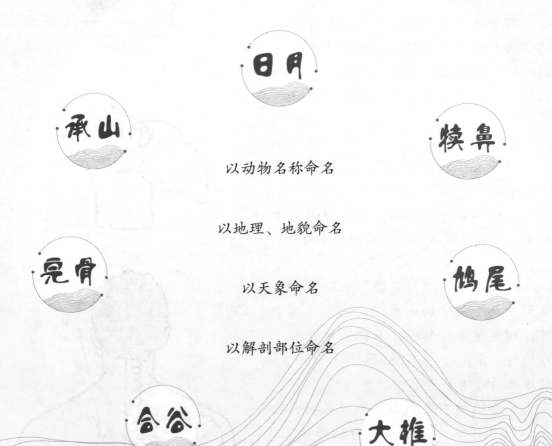

腧穴具有输注气血的生理作用、反映疾病的诊断作用和防治疾病的治疗作用。腧穴能够接受各种刺激，产生"得气"效应，从而疏通经络、调和阴阳、扶正祛邪，达到预防和治疗疾病的目的。

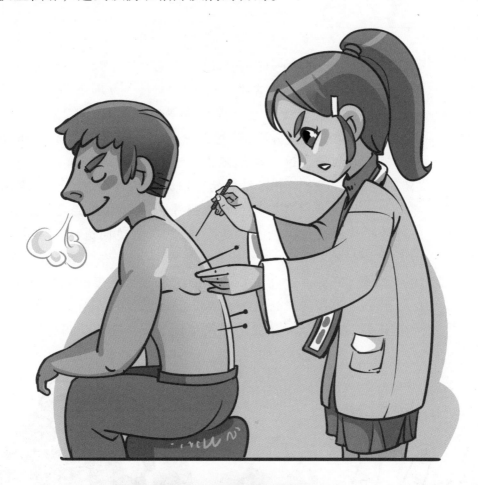

　　"得气"是中医针灸获得疗效的关键所在，最早出自《黄帝内经》，称为"气至"，曰："刺之要，气至而有效。"得气与否以及气至的迟速，不仅直接关系针刺的治疗效果，而且可以借以推测疾病的预后。

消除紧张的小绝招

　　倩雯是个乖巧的女孩子，但是，她害怕在课堂上举手发言，每次被老师点到名字，就紧张得说不出话来，为此她很苦恼。她的小姨是正在学中医的大学生，得知倩雯的苦恼后，笑嘻嘻地说："我来教你一个小绝招。以后你感到紧张时，只要深呼吸，用劲握紧拳头为自己加油，过一会就不紧张了。"倩雯不相信，小姨解释说："我们握拳屈指时，中指指尖的中冲穴正好按住了位于手掌心的劳宫穴。同时按摩这两个穴位能激发手厥阴心包经经气，醒神开窍，转移紧张焦虑情绪，使人心情舒畅。"倩雯追问道："紧张情绪不是由大脑控制的吗？和心有什么关系？"小姨说："古人认为心主神明，主明则下安。心包是心的外围组织，具有保护心脏的作用。中医常用手厥阴心包经的穴位来调节、改善心的不平稳状态。"

　　后来，倩雯按小姨教的小绝招试了试，还真管用呢！

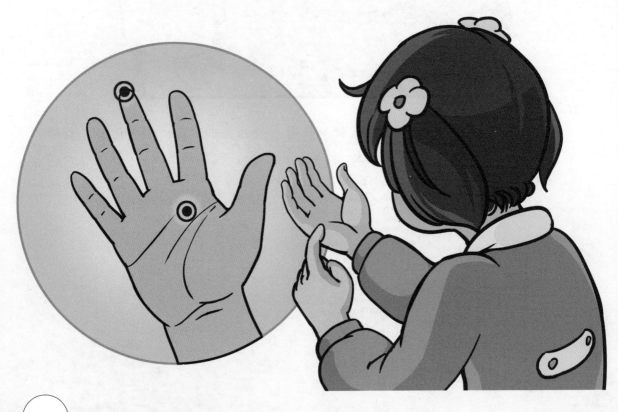

在穴位上贴膏药也是治疗疾病的一种常见方法，膏药贴敷穴位既有穴位刺激作用，又通过皮肤组织对药物有效成分的吸收，发挥明显的药理效应，因而具有双重的治疗作用。

我为爷爷贴膏药

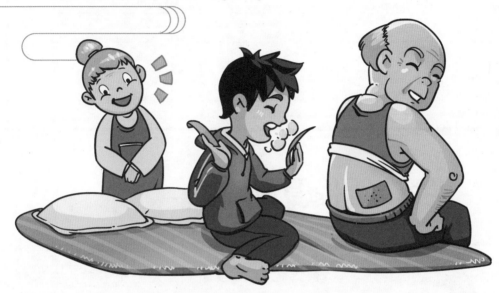

爷爷年纪大了，经常腰酸背痛，家里常备各式膏药。有时候哪里疼痛了就请浩宇帮忙贴膏药。浩宇参加了学校组织的中医药社团后，对贴膏药的事情可上心了。每次，他都认真帮助爷爷先找到疼痛的部位（阿是穴），然后用酒精棉球消毒，或用生姜片擦拭，再将折合的膏药摊开，放在小火上烘软，有时根据医嘱在烘软的膏药上均匀撒上一些药粉，再反复折合，摊开膏药，使药粉混入其间，以便更快、更好地发挥疗效。爷爷和奶奶乐得逢人便夸浩宇是个孝顺的好孩子。

小贴士

1. 每种膏药都有其独特的药理作用，不可随便通用。
2. 皮肤局部有破损者，不可将膏药直接贴在破损处。
3. 过敏体质者，通常不宜贴膏药，贴上后不仅不利于药物吸收，反而会带来皮肤问题。
4. 一片膏药贴的时间最长不要超过24小时。时间长了，不仅药物失去效果，还对皮肤不好。

除了治疗疾病之外，腧穴还有保健作用。2014年，国家卫生管理部门发布的《中国公民中医养生保健素养》，倡导健康生活方式与行为，介绍常用养生保健简易方法，其中特别推荐了中医保健五大要穴。有兴趣的话，你可以查阅资料，填写下表。

穴位名称	人体部位	主要功能
膻 中		
三阴交		
足三里		
涌 泉		
关 元		

让我们长得更高

浩浩已经10岁了，可是个子不高，在班级里排队总是在最后面。参加了中医药社团后，就去问辅导老师有什么办法能让自己长得高一点。老师说："每个人的发育时间是不一样的，你也许只是发育比较晚吧。"浩浩又问："那么，有什么办法让我长得快一点吗？"老师想了想说："中医学认为，人的生长发育与肾有关。肾气充足，人就能长得高大强壮；肾气不足，人就会长得缓慢。中医学还认为，'肾为先天之本'，人的生长发育主要与父母的'先天禀赋'有关。但是，后天生长条件也很重要，如果孩子出生后有合理的饮食、适量的锻炼和充足的睡眠，那么，个子矮小的孩子也可以长得高一点。"

后来，老师教给同学们一种按摩经络穴位的方法，每天用搓热的双手按摩位于腰后部的肾俞穴和关元俞穴，从上往下摩搓3～5分钟，直到局部发热。据说这个方法有助于我们的生长发育呢！

你也来试试看吧！

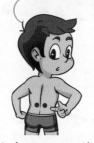

肾俞穴位于第二腰椎棘突下，后正中线旁开1.5寸。

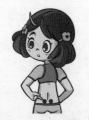

关元俞穴位于第五腰椎棘突下，后正中线旁开1.5寸。

3. 九针的发明与传承

针灸疗法是我国传统医学的宝贵遗产，包括针法、灸法、拔罐法、皮肤针、耳针、头针、腕踝针、穴位贴敷、穴位注射等。针法又叫刺法，是指采用特制的针具，通过一定的手法刺激人体的穴位或部位，以防治疾病的方法；灸法是指采用以艾绒为主的施灸材料烧灼、熏熨人体的穴位或部位，以防治疾病的方法。针刺时，患者会产生酸、麻、胀、重等针感，正常情况下，大部分人不会有特别疼痛的感觉。

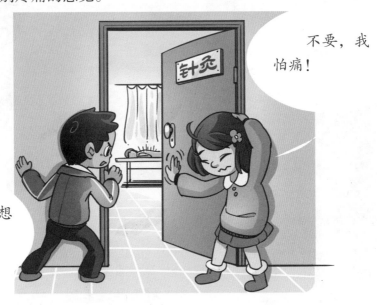

不要，我怕痛！

你想不想进去试试看？

用中医针刺疗法患者会感到疼痛吗？

扁鹊

扁鹊是我国历史上第一个有正式传记的医学家。《史记·扁鹊仓公列传》中记载，扁鹊姓秦，名越人。

一次，扁鹊路过虢国，见都城中正在为虢国太子暴死举行消邪祈福的祭祀，就打听了一下太子的病情，并推断太子并未身亡，而是患了一种假死的尸厥证。于是，扁鹊来到王宫，令弟子子阳用针刺刺激穴位，太子很快苏醒。随后，又让弟子子豹药熨两胁，不久太子已能坐起。随后继续用草药调理20天，太子完全康复。

今天，我们看见中医师进行针刺疗法时使用的大多是制作精良的金属针，称为"毫针"。那么，早在扁鹊行医或者更久远的时代，他们使用的针具是什么样子的呢？

古籍中的"砭石"

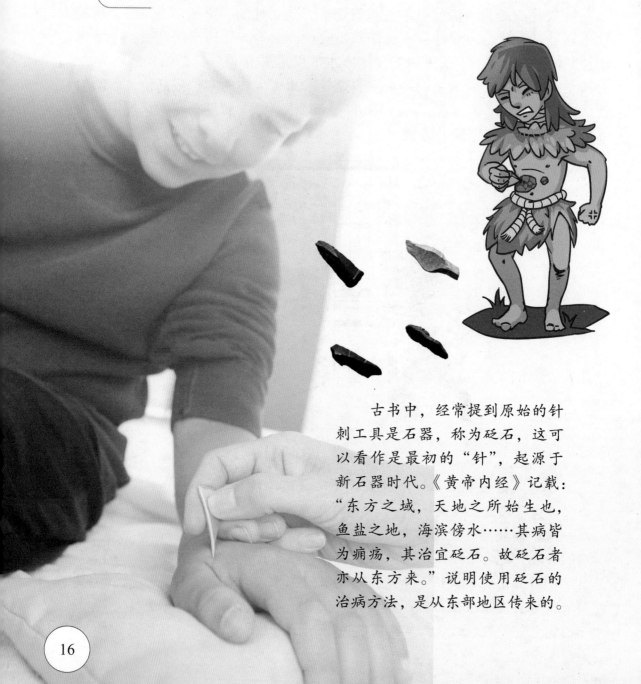

古书中，经常提到原始的针刺工具是石器，称为砭石，这可以看作是最初的"针"，起源于新石器时代。《黄帝内经》记载："东方之域，天地之所始生也，鱼盐之地，海滨傍水……其病皆为痈疡，其治宜砭石。故砭石者亦从东方来。"说明使用砭石的治病方法，是从东部地区传来的。

古代的针具除砭石外，还有骨针、竹针等，也出现了陶针。夏、商、周时代，由于青铜器的广泛应用，就有了金属针具，如青铜针。《黄帝内经》中记述的"九针"就萌芽于这个时期。其后，随着冶炼技术的发展，铁针、钢针得以广泛应用于医疗。

"九针"是代表性针具，其中有一种叫"毫针"。其通过演变，现已成为临床使用最广泛的针具。

伏羲制九针的传说

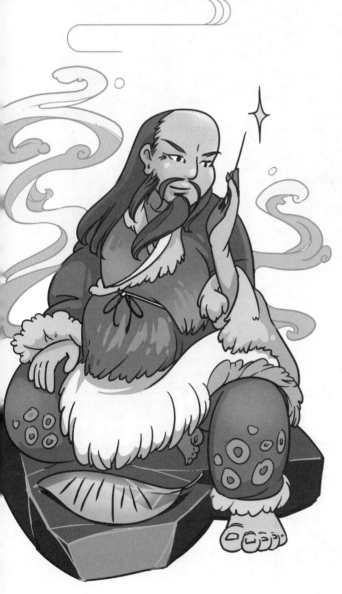

伏羲是我国古代传说中的人物。据说他和妻子女娲繁衍了人类后代，是中国最早的有文献记载的创世神。他教会人们从事渔猎畜牧，创作了八卦以通神明之德，以类万物之情，使人类摆脱了洪荒时代的蒙昧状态，为中华的文明史和兴旺发展奠定了根基，被称为华夏民族的人文始祖。

相传伏羲创制了"九针"，从此始有针刺疗法，被后世尊为针灸之鼻祖。

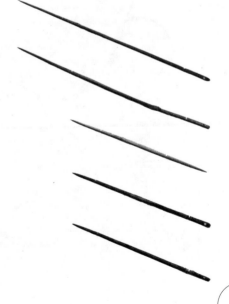

中国古代的九针，据《黄帝内经》记载，为镵针、员针、鍉针、锋针、铍针、员利针、毫针、长针和大针。《黄帝内经》还指出："九针之宜，各有所为；长短大小，各有所施也。不得其用，病弗能移。"意思是说，九针用途各异，需要据情选用，可提高疗效。

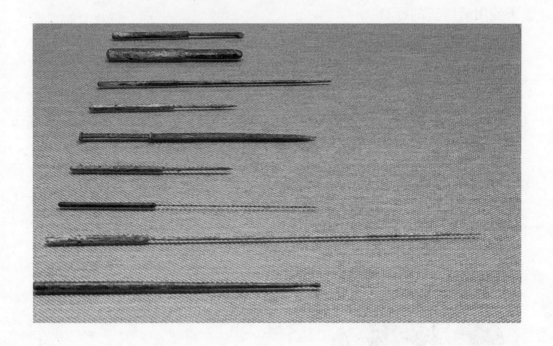

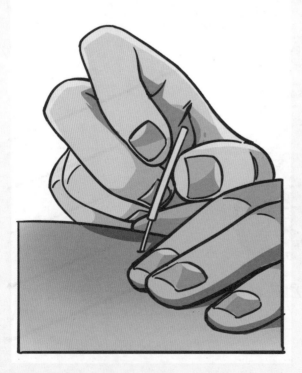

现代毫针多采用不锈钢制成，有较高的强度和韧性，针体挺直滑利，能耐高温、防锈，不易被化学物品等腐蚀。

美国流传的一则中国针灸故事

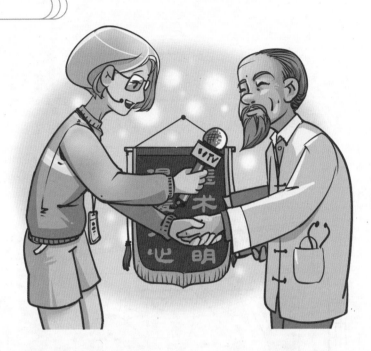

在美国医学界流传着一个动人的中国针灸故事。

故事的主角是美国纽约时报的著名记者。1971 年 7 月，他在《纽约时报》上发表了一篇名为《让我告诉你们：我在北京的阑尾切除手术》的纪实报道，他在报道中写道：他被派往中国采访期间，不幸患了急性阑尾炎，就在现在的北京协和医院接受了阑尾切除手术，手术中使用的是常规药物麻醉，术后感到腹胀不适，便接受了针灸治疗。这一亲身体验让他深深感受到中国针灸疗法的神奇，因为针灸后不到 1 小时，他的腹胀感觉明显减轻而且以后再也没有复发。

他的报道引起美国人民对中国针灸疗法的强烈兴趣。随着中美交流大门的打开，针灸与中餐、功夫、中药等一起享誉海外，受到欢迎。

针灸疗法具有独特的优势，能够"内病外治"，疗效显著，操作方法简便易行，经济安全。千百年来，针灸疗法为中华民族的繁衍昌盛做出了卓越的贡献。2006 年，由中国中医科学院向国务院申报，针灸被列入第一批国家级非物质文化遗产名录。

针灸减肥有效吗

晓丽的妈妈平时很注意保养自己的身材。她听说针灸减肥很有效，就到小区附近的一家小店去尝试。可是万万没有想到的是，半个月下来，不仅每次皮肉受苦，进针很痛，有时还出现红肿，而且最关键的是体重并没有降下来。小店的老板对她说："爱美丽就不要怕吃苦，打针哪有不痛的？坚持三个月，保证让你瘦下来。"

你认为这位老板的话有道理吗？晓丽的妈妈应该怎样做？

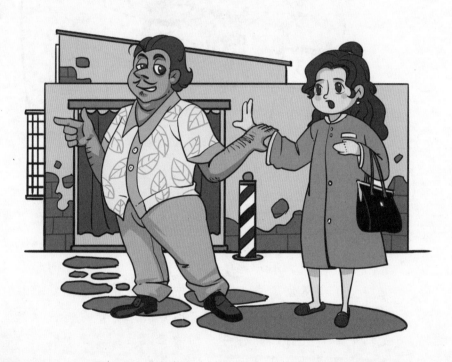

注 我们一定要记住并转告身边的亲友，针灸疗法的专业性要求非常高，不管是减肥还是接受其他美容治疗，必须去正规医疗单位，接受正规治疗，千万不要轻信无证人员不负责任的许诺。

针灸不仅能治疗多种疾病，而且在调理身体方面也能发挥重要的作用。针灸减肥主要对中青年单纯性肥胖症患者比较有效。因为他们身体发育比较成熟，通过针灸治疗，比较容易调整机体的各种代谢功能，促进脂肪分解，达到减肥降脂的效果。

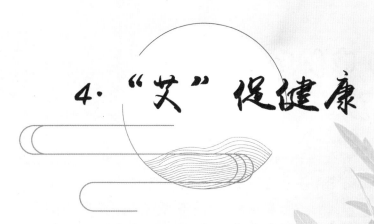

4. "艾"促健康

艾草是一种菊科多年生灌木状草本植物，有浓烈香气，在我国大部分地区都有分布，特别是在湖北省李时珍的故乡蕲春县，生长着品质优良的"蕲艾"，备受医家关注。艾草入药有温经止血、散寒调经、安胎等多种功效，亦常用于针灸，因此自古有"医草"之称。

有一首端午节的儿歌，你听过吗？

"五月五，是端阳，插艾叶，戴香囊，吃粽子，洒白糖，龙船下水喜洋洋。"

想一想，为什么端午节人们要在大门口插艾草呢？

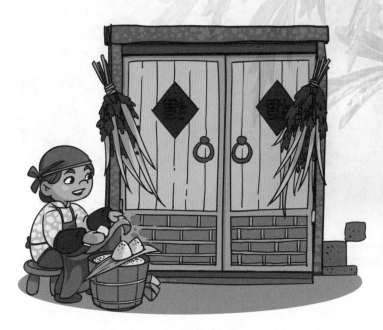

注 民谚说："清明插柳，端午插艾。"在端午节，人们把插艾草和菖蒲作为重要活动内容之一。菖蒲和艾草，都有杀虫灭菌的功能，古人认为将其挂在门口，可以阻挡蚊蝇进屋，防病驱邪免灾，保护家人身体健康。

《左传》中的珍贵记载

在我国第一部叙事详细的编年史著作《左传》中，记载了这样一个故事：公元前581年，晋景公因噩梦而患病，于是请当时的名医医缓来医治。医缓精心诊断后说："疾不可为也。在肓之上、膏之下，攻之不可，达之不及，药不治焉。"他的意思是说，晋景公的病治不好了，因为病位于"肓之上、膏之下"，既不能艾灸，也不能针刺，吃药也治不了了。虽然医缓没治好晋景公的病，但是从这个故事的记载中我们可以看到，早在春秋时期，艾灸已经是一种重要的医疗手段了。

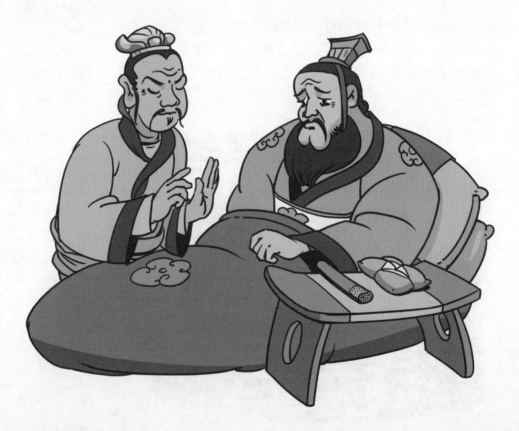

何为艾灸？所谓艾灸疗法就是指以艾绒为主要燃烧材料，烧灼、熏熨人体体表的穴位或一定部位，通过经络、穴位的作用，达到以治疗疾病和预防保健为目的的一种方法。

针法和灸法都是我国特有的治疗疾病的方法，"砭而刺之"是针法的前身，"热而熨之"则发展为灸法。过去人们普遍认为，灸法最早见于《黄帝内经》。但是，1973年在我国湖南长沙马王堆三号汉墓出土的众多文物中，发现了记载经脉、灸法的帛书，这是目前见到的最早的珍贵医学文献。

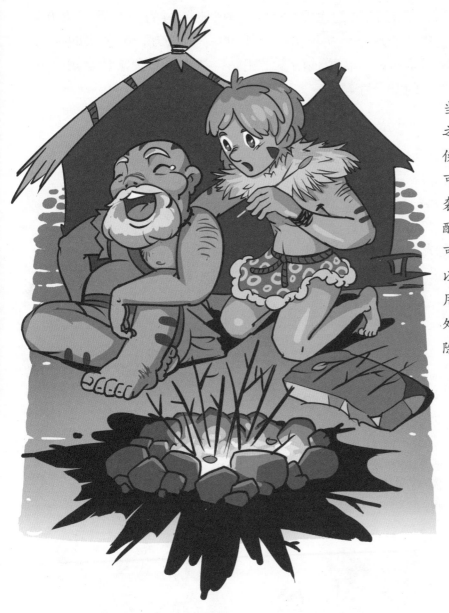

灸法的运用应当在人类掌握用火之后。火的发现和使用，不仅使人类可以躲避猛兽的侵袭，可以抵御严寒酷冬的恶劣气候，可以吃熟食，还可以将石块、树木等用火燃着后灸于患处，祛除寒邪，解除病痛。

注 《黄帝内经》记载："北方者，天地所闭藏之域也。其地高陵居，风寒冰冽。其民乐野处而乳食，脏寒生满病，其治宜灸焫。故灸焫者，亦从北方来。"说明艾火烧灼的治病方法，是从北方地区传来的。

鲍姑艾的传说

东晋擅长炼丹的医学家葛洪，在他撰写的《肘后备急方》中，收集了109条针灸医方，其中99条为灸方，为灸法的推广应用做出了贡献。传说他的妻子鲍姑，特别擅长灸法，是我国历史上著名的女灸疗家。

鲍姑医术精良，擅长针灸，以善医赘瘤与赘疣而闻名。她采用岭南出产的红脚艾进行灸疗治病，不但灸到病除，更能起到美容养颜的效果。也正因为此，人们便把这种红脚艾称为"鲍姑艾"。

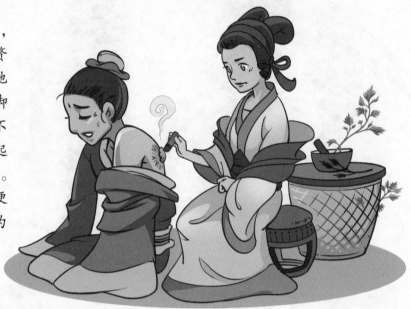

现代艾灸的主要方法有艾炷灸、艾条灸、温针灸等。艾炷灸常用隔物灸，是将艾炷与皮肤间衬隔姜或盐或蒜等而施灸。艾条灸是用特制的艾条，在穴位上熏烤或温熨而施灸。温针灸是针刺与艾灸相结合的一种方法，艾绒燃烧的热力可通过针身注入体内，发挥针和灸的作用。

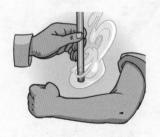

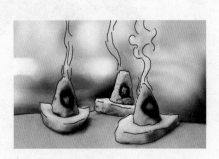

悬起灸　　　　　　　　　隔姜灸
你能说说两种方法的区别吗？

艾绒的制作

　　我们做艾灸，离不开艾绒。过去人们为了获取艾绒，需要使用木锤，把艾叶放在石头臼中反复捶打，这样艾叶上的梗子就会脱离，然后用筛子去除杂质，剩下的才是软细如棉的艾绒，可费事了，现在已经有专门的提取机来制作艾绒。艾绒质量的好坏，直接决定了艾灸产品质量的高低。

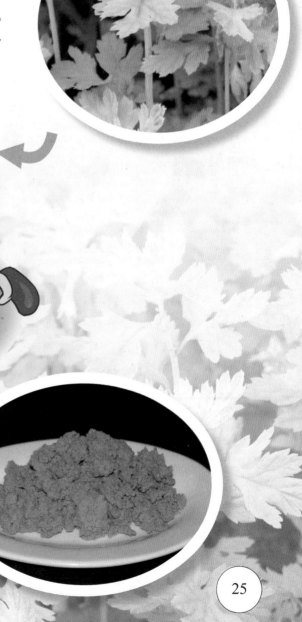

艾灸除了有治疗作用外，还有预防疾病和保健的作用，这在古代文献中有很多记载。民间流传着"若要身体安，三里常不干""三里灸不绝，一切灾病息"。因为灸疗可温阳补虚、行气活血，所以常灸足三里、关元、气海等穴位，能增强身体抵抗力，达到防病保健的目的。成书于宋代的《扁鹊心书》中说："人于无病时，常灸关元、气海、命门、中脘，虽不得长生，亦可得百年寿。"

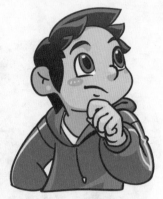

温馨贴士

足三里穴，位于小腿外侧，髌骨外下方3寸，胫骨前嵴外侧一横指处；气海穴，位于下腹部，脐下1.5寸处；关元穴，位于下腹部，脐下3寸处。

请你在自己身上找找足三里、气海、关元等穴位。

艾灸疗法比较安全，已经成为很多家庭常用的自我保健方法，但是我们不建议少年儿童自行操作。

倡议书

随着科学技术的进步，实施针灸疗法的工具也越来越多样化。如果你有兴趣的话，建议你利用闲暇时间，开动脑筋，发挥想象，设计一种全新的、安全的可以对人体进行针刺或温灸的工具，为你的家人身体健康保驾护航。

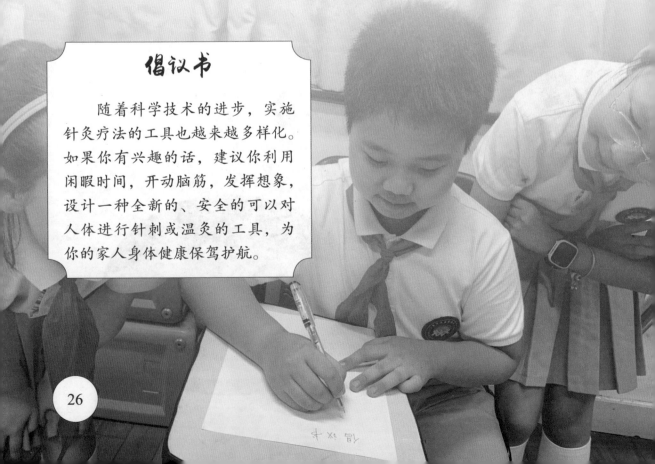

5. 拔罐与刮痧

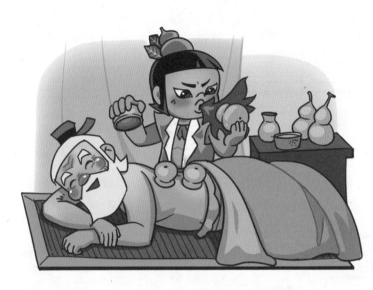

火娃的爷爷最近总是感觉自己身体很疲乏，肩膀酸痛。火娃知道后赶忙从树上摘了几个葫芦，让爷爷躺下来，帮爷爷拔火罐。不一会儿，爷爷的背上就留下了几个颜色深浅不一的圆形红印。拔完火罐后，爷爷对火娃说："火娃的本领越来越大了，我的肩膀好多了。"

这是一个虚构的故事，介绍了我国中医学中的一种保健治疗方法——拔罐法。近年来，随着中医保健知识的普及，接受拔罐疗法的人慢慢多了起来。有时候，我们在一些人的肩背等处，看见红色或紫色深浅不一的圆形印痕，很可能就是拔罐后留下的痕迹。

拔罐疗法，又称"吸筒疗法"，古称"角法"。是用罐作为工具，借助燃火、抽气等方法，排出罐内空气，形成负压，使之吸着于穴位或者病变部位，造成局部皮肤充血、瘀血的一种治疗方法。古代医家在治疗疮疡脓肿时用它来吸血排脓。随着医疗经验的不断积累，罐具和拔罐的方法得以不断改进和创新，现成为一种常用的中医外治方法。

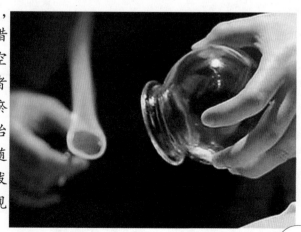

"角法"

"角法"在我国历史悠久，不同时期使用的工具也大有不同。

先秦时期

马王堆汉墓出土的帛书《五十二病方》中，就已经有关于"角法"治病的记述。

晋唐时期

晋代葛洪在《肘后备急方》中提到用"角法"，以制成罐状的兽角拔脓血治疗疮疡脓肿。唐代王焘《外台秘要》中记录了竹罐的制作，民间常以沸水煮罐，待竹罐热后，再取出置于治疗部位。

宋元时期

竹罐已完全代替了兽角，"吸筒法"替换了"角法"。由单纯用水煮的煮拔筒法发展为药筒法。

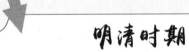

明清时期

出现了陶土烧制成的陶罐，并正式提出了沿用至今的"火罐"一词，拔罐方法也有较大进步。

近现代

罐具变得多样化，适应证不断扩大，综合治疗日益得到重视。

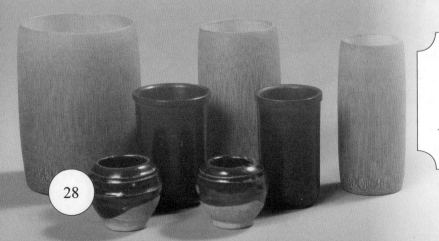

美国 "飞鱼" 的东方印记

拔罐法与灸法一样，是通过对经络或人体局部皮肤的温热刺激，起到温经通络、行气活血、消肿止痛、祛风散寒等作用。

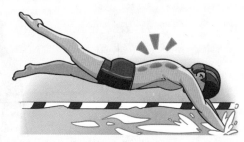

2016年8月里约奥运会上，第五次参加奥运会的美国游泳名将菲尔普斯，拿到了个人的第19枚奥运金牌。不过这次广大媒体的关注点，却迅速聚焦到 "飞鱼" 身上的红圈圈。菲尔普斯很坦然地解释说，这是自己接受拔罐疗法留下的印记。

近年来，拔罐这种古老的中医疗法受到越来越多的运动员的青睐，许多运动员在大赛之前都会选择拔罐疗法来缓解肌肉痉挛和酸痛。

察言观色小游戏

"中医疗法拔火罐，始出先秦有历史。散瘀血，通经络，行气活血祛风寒。罐印颜色有讲究，深深浅浅各不同。紫黑色，有瘀血，气血不通需调整。鲜红色，有热证，体内积热宜调理。淡红色，气血足，身体棒棒要保持。"

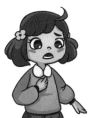
我最近总感觉自己很累，有时候觉得喘不上气。

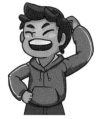
我每天都早睡早起，浑身有用不完的劲呢。

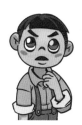
我晚上总是睡不着觉，即使开着空调也感觉很热！

请你根据他们三人不同的身体情况，对照儿歌，给他们对应的火罐印涂上正确的颜色吧！

刮痧

刮痧，也是一种与中医经络理论有关的传统自然疗法。它是用刮痧器具（牛角、玉石、铜钱等）等在体表反复刮动、摩擦，使皮肤局部出现红色粟粒状，或暗红色出血点等"出痧"变化，以达到疏通经络、活血化瘀的目的。其简便有效，是一种应用广泛的中医治疗和保健的方法。

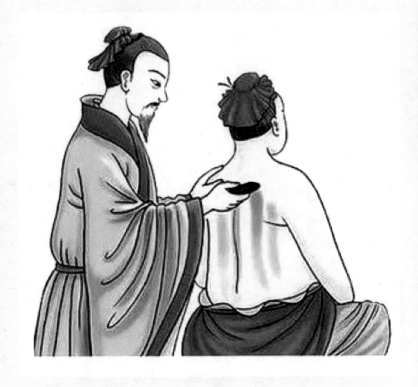

什么是"痧"？明代医学家张凤逵在他的《伤暑全书》中，对于痧症的病因和症状做过具体描述。他认为，毒邪由皮毛或口鼻而入，就会阻塞人体的脉络，使气血流通不畅。这些毒邪侵入越深，郁积得越厉害，发病就越剧烈。对于这种情况，必须采用刮痧放血的办法来治疗，即用刮痧器皿在表皮经络穴位上进行刮治，刮到皮下出血凝结成像米粒样的红点为止。通过发汗使毛孔张开，痧毒随即排出体外，从而达到治疗的目的。

刮痧治感冒

雯雯的奶奶住在郊区。放暑假了，爸爸妈妈开车送雯雯去奶奶家住几天。一进门，就听见奶奶说："雯雯你来啦？奶奶可想你了。"雯雯扑进奶奶的怀里，可是她定睛一看，奶奶的颈部有几条暗紫色的印痕，她吃惊地叫起来："奶奶，你怎么受伤啦？"奶奶笑嘻嘻地说："哪有。我前几天有点感冒，请隔壁的王大夫帮我刮刮痧，第二天就好了，这是刮痧留下来的痕迹呀。"雯雯摸着印痕问："奶奶，刮痧这么灵，以后我感冒了，也要试试看！"

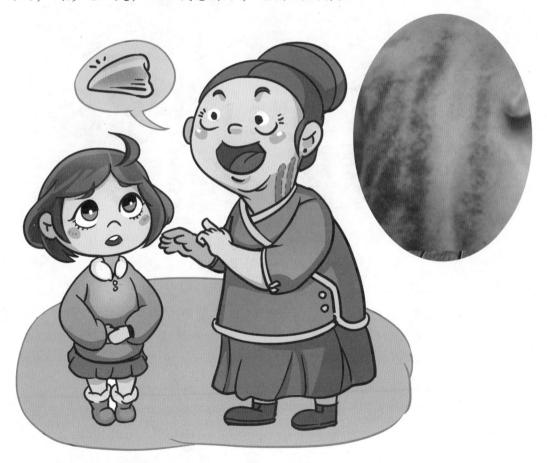

刮痧对治疗感冒很有效。可以刮拭督脉，因为督脉有统率全身阳气的作用，督脉上的大椎穴为手足六阳经与督脉交会的重要穴位，有解表退热、宁心安神等作用。刮痧期间，要多喝热水，不要着凉，注意合理搭配饮食。

无论是拔罐还是刮痧的操作都有一定的技巧，应该在医生的指导下进行，特别是少年儿童，千万不要自行操作，以免发生意外。

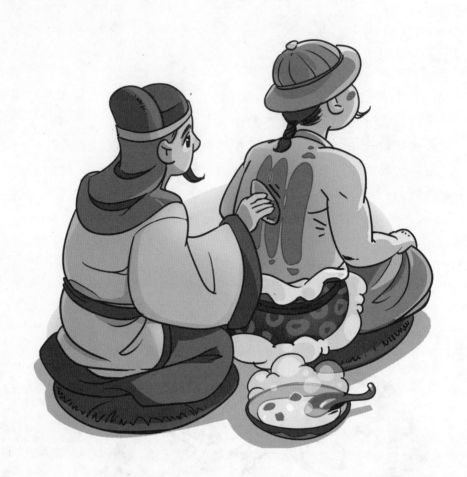

元代曾流行过瘟疫，著名中医学家危亦林在他的著作《世医得效方》中记载了当时用刮痧疗法抗击疫情的故事。他们就地取材，选用瓷器、木片、苎麻蘸水，在颈项、肘臂、膝踝等部位进行刮拭，直至皮下出血，凝结成像米粒样的红点为止，治疗之后再通过盖衣被和喝热粥、热汤等方式发汗，让痧毒及时外泄，许多患者改善了病情。

6. 推捏有奇效

推拿又称按摩，起源于远古时期人类的本能动作、生产劳动和生活实践，原始人在肢体受冻时本能地摩擦取暖，在外伤疼痛时会无意地去抚摩、按压受伤部位以减轻疼痛，这种用手抚摸的行为就是推拿的雏形。

在我国已发现的甲骨文中，多处出现一个代表手法的象形文字——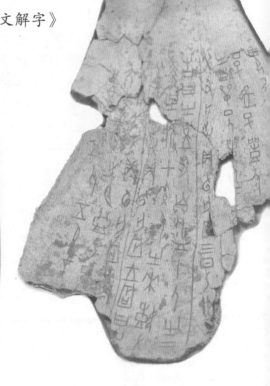，其形象地表现了一个人用手在另一个人的腹部按摩。"㑇"后来演化为"拊"，《说文解字》对"拊"的解释是："拊，揗也。""揗者，摩也。"

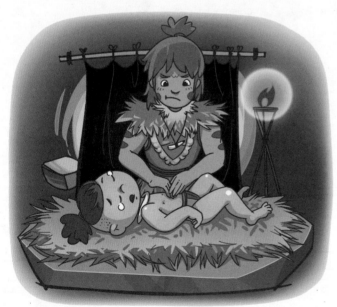

推拿疗法的流传，与其操作简便、疗效显著是分不开的。我们知道，服药是让药物的有效成分进入人体而发挥作用，手术是用医疗器械去除病灶或修复机体达到治疗目的。而推拿则不同，它是用手或借助一些适当的器具，在人体表面给予刺激，起到疏通经络、理筋整复、调理脏腑等作用。

33

几种主要的推拿手法

手法	操作要领	主要作用
推法	用手指、手掌或肘部着力于被按摩的部位，进行单方向的直线推动	消积导滞，解痉镇痛，消瘀散结，通经理筋等
揉法	用手指的指腹、掌根、大鱼际着力于一定的部位，做上下、左右或环旋运动，并带动该处的皮下组织一起揉动	指揉法：宽胸理气，止咳化痰，健脾和胃，温经散寒等 掌揉法：行气活血，舒筋通络，松解痉挛，温经散寒等 鱼际揉法：疏通经络，行气活血，健脾和胃，消肿止痛等
滚法	以第5掌指关节背面吸定，用手背近尺侧部分在按摩部位做来回滚动	活血祛瘀，疏经通络，滑利关节等
摩法	用手掌或指面附着于被按摩的部位，做有节奏的环形摩动	腹部应用：理气和中，消食导滞，调节肠胃功能；或暖宫助阳，健脾益气等 面部应用：润肤美容，活血通络等 胸胁部应用：宽胸理气，宣肺止咳等 腰背四肢部应用：行气活血，散瘀消肿等
按法	用指腹、手掌、肘等垂直按压体表	指按法：行气活血，开通闭塞，缓急止痛等 掌按法：疏经通络，开通闭塞，温中散寒等 肘按法：理气止痛等
拿法	捏而提之谓之拿	分粘连，理肌筋，解痉止痛等
捏法	拇指与其他手指相对用力挤压按摩的部位	舒筋通络，整复错缝，健脾消食，保健防病等
拍法	用虚掌或手指有节奏地平拍体表特定部位	舒筋活络，解痉止痛，促进气血运行，消除肌肉疲劳，宣肺排痰等

有兴趣的同学，建议在老师或医生的指导下，学习简单的推拿手法，经常给长辈或小伙伴捶捶背、拿拿肩，也可以为自己摩摩腹。让我们用实际行动为健康加分。

必须保护我们的生命之柱

目前中小学生学习压力较大、强度高，缺乏运动锻炼，并且在写字读书时姿势不正确，会出现高低肩、圆肩驼背、高低髋、长短脚等不良体态，这些都是脊柱侧弯造成的。推拿疗法可以有效改善相关的症状，包括按压脊柱、弹拨竖脊肌、按揉足太阳膀胱经背俞穴等，同时配合脊柱关节的扳法复位。还可以配合脊柱的功能训练，改善脊柱生物力学紊乱的情况，恢复脊柱的正常生理弯曲。

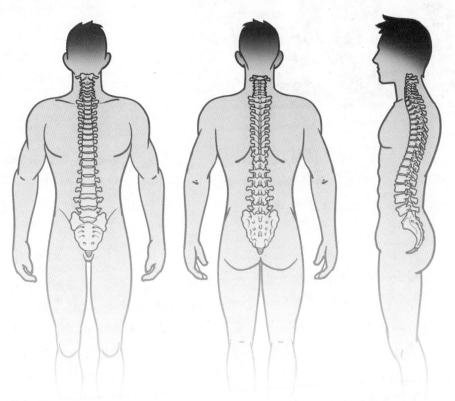

脊柱是我们人体重要的生命之柱。人类的脊柱由 24 块椎骨（颈椎 7 块、胸椎 12 块、腰椎 5 块）、1 块骶骨和 1 块尾骨借韧带、关节及椎间盘连接而成。脊柱不仅具有支持体重、保护脊髓的作用，还有运动的功能。中医经络学中重要的两条经脉，即督脉和足太阳膀胱经就在脊柱及两侧部位，而这两条经脉上的穴位与全身所有脏器有密切关系。

保护脊椎健康的小诀窍

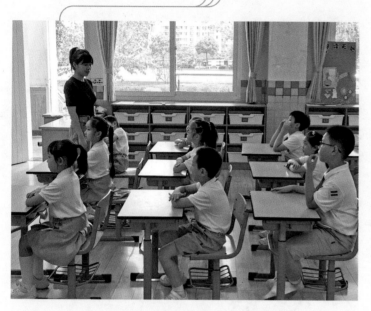

2019 年 7 月，有机构在中小学做过一次专项调查，发现当下伏案学习姿势不正确者，占学生总数的 70% ～ 80%。各种不良的坐姿和站姿会使脊柱长时间处于某种屈曲或特定体位，这就很容易造成脊柱病变，如颈部和腰背部酸痛等，严重时还会影响中小学生的成长和学习。因此，从小保护脊椎健康是非常重要的事情。

1. 日常坐、立、走、卧时要保持良好的姿势。古人云"站如松、坐如钟、行如风、卧如弓"，即站着要像松树一样挺拔，坐着要像座钟那样端正，行走要像风那样快而有力，睡卧时将躯体侧弯成"弓"形睡，对保护脊椎是有利的。

2. 伏案学习一个小时左右后，要注意及时起立，变化一下体位，防止因长时间固定姿势引起的各种有损脊椎健康的疾病。

3. 注意保护颈椎，书包不宜过重。坐着看书时，要让书本和桌面呈 30° ～ 45° 的夹角，防止颈椎疲劳。秋冬季节注意颈部保暖，避免颈部受寒。

4. 坚持各种体育锻炼。课间休息时间，可以有意识地做做伸颈、耸肩的动作。多参加跑步、跳绳、游泳等体育锻炼活动。有兴趣的话，模仿动物爬行也是保持脊椎健康的锻炼方式。

捏脊法最早见于晋代著名医学家葛洪所著的《肘后备急方》，有"拈取其脊骨皮，深取痛引之，从龟尾至顶乃止，未愈更为之"的描述，其中"拈取其脊骨皮"经后世医家不断临床实践，逐渐发展为捏脊疗法，具有疏通经络、调整阴阳、促进气血运行、改善脏腑功能和增强机体抗病能力等作用。

弟弟越来越乖啦

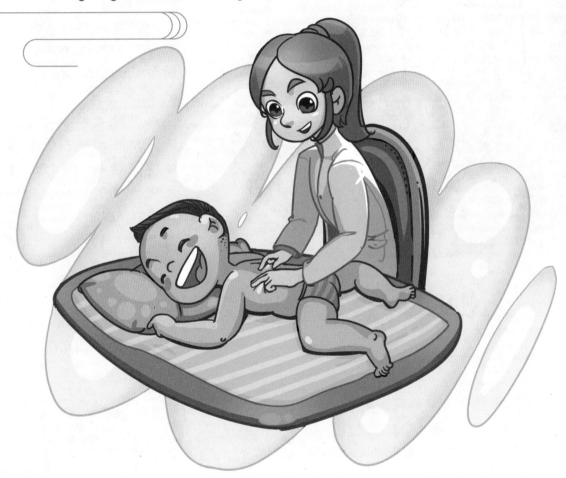

弟弟小时候，长得很瘦小。听妈妈说，他是个"心急鬼"，还没足月就提前出生了，所以身体不太好，夜里经常哭，一哭就没完没了，吵得全家睡不好。在他满周岁的时候，爸妈听从一位中医师的建议，到中医院接受了小儿捏脊法的治疗。没想到还真管用，两个疗程以后，小家伙身体似乎好起来了，只见他"日长夜大"，体重、身高不断增加。最让人高兴的是，夜里不太哭了，我们全家都可以睡个安稳觉了。

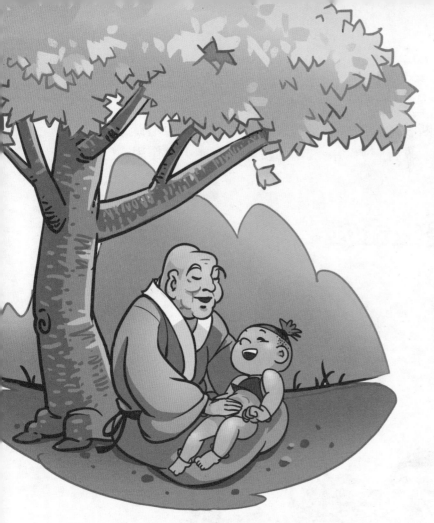

古人云："食后行百步，常以手摩腹。"摩腹是一种自我按摩的疗法，与捏脊疗法相比，要简单多了。通俗地说，就是用手来按摩肚子。

摩腹是对腹部进行有规律的特定按摩。中医学认为，脾胃为后天之本，气血生化之源，气机升降之枢纽。摩腹既可健脾助运而直接防治脾胃诸疾，又可培植元气，使气血生化功能旺盛，而起到防治全身疾患的作用。

让我们来试一下

采用坐式或卧式，闭目内视腹部，自然呼吸。五指并拢，双手叠掌，把掌心放在自己的肚子上。以肚脐为中心，顺时针方向按摩 36 圈，再逆时针方向按摩 36 圈。摩腹面积由小到大，手法由轻到重，以腹部皮肤发红、发热为度。

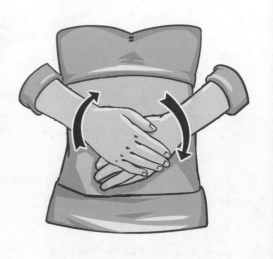

温馨提示：

1. 按摩时须匀速、柔和、轻松自然。

2. 食后半小时进行，不宜空腹进行。

3. 腹痛得查明原因，不可贸然摩腹，以免延误病情。

经络的未解之谜

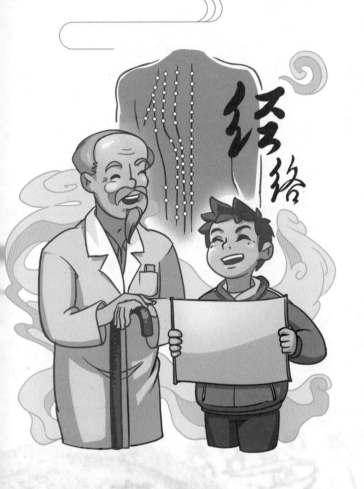

经络的发现和经络理论的形成，是中医药传统文化中的璀璨之花。它凝聚了我们祖先对生命现象的认识，以及根据大自然规律、协调机体阴阳及气血平衡、祛病保健的种种智慧，为中华民族的生存、繁衍做出了贡献，是我们宝贵的非物质文化遗产。

到目前为止，经络既看不见也摸不着，即使用现代科学的研究方法也没有发现其组织结构。但是，针刺疗法的"得气"以及经络感传现象的产生，使人们坚信经络的真实存在，可是依然无法回答什么是"经络的实质"。

随着科学的进步和发展，人类一定能够解开人体生命的各种未解之谜，经络也不例外。亲爱的同学，你准备好了吗？让我们一起继续探索经络的未解之谜吧！

后 记

2020 年 3 月，在我国取得抗击新冠肺炎疫情阶段性成果的形势鼓舞下，上海教育出版社、上海科学技术出版社、上海中医药大学中医药博物馆、上海中医药大学附属龙华医院联合启动了"小学生中医药传统文化教育系列"的编撰工程。

承担系列丛书文字编写任务的团队都是近年来已经开设中医药课程或开展相关科技活动的学校和少科站教师，他们的加入为系列丛书融入了鲜活的上海基础教育的先进理念和成功经验。来自上海中医药大学中医药博物馆和上海中医药大学附属龙华医院等单位的中医药专家，分别从不同的专业角度对系列丛书的科学性进行严格把关。两家出版社的编辑团队，则承担了精心策划、编辑、设计和印制等任务。在各方共同的努力下，这套系列得以与广大读者见面，在此一并致以诚挚的谢意。

《经络探秘》文字稿由上海市奉贤区教育学院附属实验小学编写团队完成，上海中医药大学中医药博物馆李赣、全瑾等专家给予了专业指导和支持，插画由上海市建筑工程学校徐文彦绘制，书中的照片由上海中医药大学中医药博物馆和学校等单位提供。

"小学生中医药传统文化教育系列"编委会

2020 年 7 月